NOTICE

SUR LE

TRAITEMENT PRÉSERVATIF ET CURATIF

DU

MAL DE MER

PAR

LES GRANULES-COCCULUS

Du Docteur P. SOLLIER

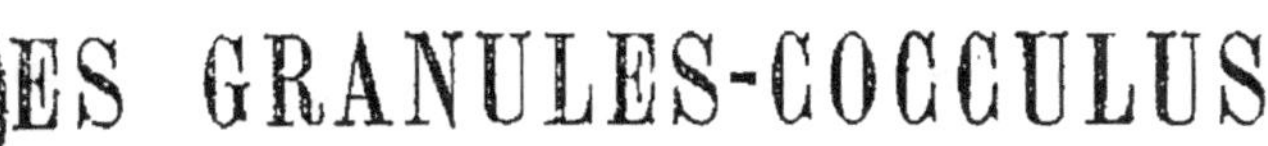

Si, généralement parlant, le mal de mer ne
constitue pas une maladie grave, en ce sens qu'elle
ne se termine jamais, ou presque jamais, d'une ma-
nière fâcheuse qu'à l'occasion des mauvaises dispositions du sujet ou de quelque affection dont il
se trouvait atteint au moment de l'embarquement,
on peut dire avec vérité que c'est une bien douloureuse indisposition, fort redoutée des voyageurs et
même de quelques-uns de ces vieux *loups de mer*
qui, bien qu'ils aient navigué toute leur vie, n'en

ressentent pas moins les atteintes à chaque voyage nouveau, tandis que, par une heureuse exception, tout à fait dépendante de leur idiosyncrasie, il est des personnes privilégiées qui ne l'ont jamais éprouvé.

On ne saurait raisonnablement assigner à cette étrange affection, que le double mouvement de *roulis* et de *tangage* auquel est soumis le navire, sans qu'on puisse dire cependant que l'intensité et la durée du mal de mer soient en rapport avec le plus ou moins de violence de ces mouvements; en effet, nous l'avons vu se déclarer aussi fréquemment sur les canots et les bateaux de pêche, à quelque distance du rivage, quand le temps étant très-calme, ces légères embarcations n'éprouvent qu'un balancement à peine sensible, mais désagréable et énervant parfois à l'extrême, que lorsque la mer est forte et houleuse; sans doute les émanations de la mer, les odeurs du goudron et autres plus ou moins insolites que l'on respire à bord, ne sont pas étrangères au développement de ce mal et surtout à son degré d'intensité; mais ces causes ne jouent évidemment qu'un rôle secondaire, si nous en jugeons par les malaises plus légers, il est vrai, mais de même nature, que quelques personnes éprouvent à l'occasion du roulement d'une voiture plus ou moins bien suspendue ou aérée, des oscillations d'une balançoire, etc., etc.

On a donné bien des explications de ce mal étrange; quelques-uns, M. Guéprat, chirurgien de la marine, supposent que le mal de mer est dû principalement au sentiment de la peur (Académie de médecine, 1843). M. Jobart, de Bruxelles, l'attribue à la mobilité des intestins qui, dans le mouvement d'abaissement du corps, alors que le navire plonge dans la mer et semble se dérober sous les pieds, « vont chatouiller le diaphragme, ce qui détermine » aussitôt une sensation douloureuse et des envies » de vomir (idem, 1846). » M. Pellarin l'explique par le trouble de la circulation occasionné par le mouvement du navire, et qui est tel, suivant lui, que le cerveau ne recevant plus la quantité de sang nécessaire, le malade se trouve dans la condition d'un homme qui est sur le point d'avoir une syncope après la saignée (idem, 1849). Toutes ces explications, plus ou moins vagues, auxquelles certaines personnes attachent de l'importance, la médecine sérieuse n'en a que faire, car elles sont inutiles au point de vue pratique.

Est-il besoin d'insister sur la symptomatologie d'un mal aussi connu dans ses manifestations, et, qui, comme chacun sait, cesse aussitôt que le pied pose sur le sol ! Les symptômes, du reste, varient singulièrement et pour la violence et pour la durée, suivant certaines dispositions individuelles qu'on ne saurait apprécier d'avance.

C'est ainsi qu'on voit d'un côté des personnes frêles, maladives, impressionnables à l'excès, en être très-peu ou même nullement atteintes, tandis que des hommes forts, vigoureux, en sont accablés, brisés, en quelque sorte anéantis, dans le court espace de quelques heures, tant est profonde la prostration dans laquelle ils sont plongés.

« La scène s'ouvre par un sentiment de malaise
» qui se concentre à l'épigastre. Bientôt le voyageur
» cesse toute conversation, commence à cracher,
» fléchit le tronc sur les cuisses, et reste ainsi *ac-*
» *croupi dans un douloureux anéantissement.*

» Chez quelques personnes ce *malaise épigastrique*

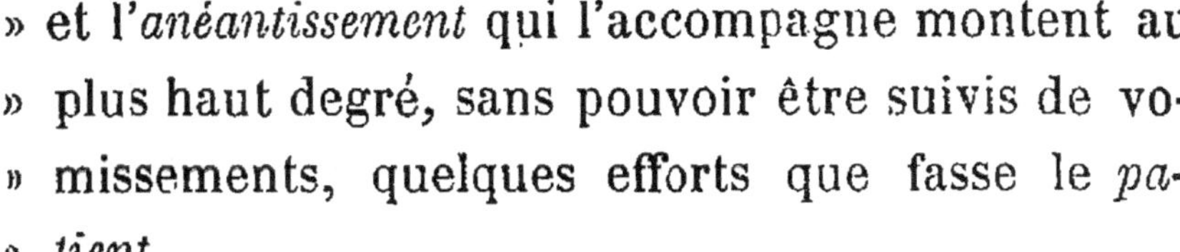

» et l'*anéantissement* qui l'accompagne montent au
» plus haut degré, sans pouvoir être suivis de vo-
» missements, quelques efforts que fasse le *pa-*
» *tient.*

» Cet état est plus douloureux que celui des per-
» sonnes qui vomissent. A ces symptômes se joi-
» gnent, chez la plupart des individus, des *nausées,*
» des *éblouissements,* des *vomissements* très-doulou-
» reux (*Dictionnaire de médecine et de chirurgie pra-*
» *tique,* t. XI, page 347). »

Quant au traitement, cette pierre de touche de toutes les doctrines médicales, l'ancienne médecine, si fière de ses deux mille ans d'antiquité, est réduite à avouer son impuissance contre le mal de mer.

Examinons :

« L'impossibilité d'éviter les causes du mal de mer
» tant que l'on reste à bord, *réduit à bien peu de choses*
» l'efficacité des remèdes au moyen desquels on a
» cru pouvoir les combattre, à commencer par le
» *petit sachet* de safran porté sur l'épigastre, dont
» Bacon assure qu'un de ses amis se trouvait très-
» bien, et à finir par l'application, *comme amulette,*
» sur la même partie, *d'une feuille de papier blanc*

» que quelques personnes osent encore conseiller.
» *Une seule chose guérit ce mal*, comme beaucoup
» d'autres, *l'habitude*, qui suivant les sujets s'ac-
» quiert plus ou moins rapidement.

» Je ne prétends pas dire pour cela qu'il faille
» absolument l'abandonner aux seuls efforts de la
» nature, puisque l'expérience a fait connaître
» quelques moyens d'une certaine efficacité à lui
» opposer. Ainsi la compression abdominale soulage
» notablement, comme le dit M. Kéraudron. Le
» coucher horizontal, dans un *endroit bas du navire*,
» a ordinairement pour effet de suspendre les vo-
» missements *qui, à la vérité, se renouvellent presque*
» *aussitôt que l'on vient à marcher*. Dans ce cas, le
» mieux est de boire et de manger *en s'efforçant*,
» bien que *l'on doive vomir l'instant d'après* : on le fait
» alors avec des efforts beaucoup moins pénibles ;
» *de monter sur le pont, de prendre l'air, de se traîner*
» *comme on peut*.......... (Rochoux, *Dictionnaire de*
» *médecine*, t. XIII, page 160). »

Il faut avouer que c'est là un pauvre traitement·
Et quelle en est la conclusion finale ? une déclara-
tion d'impuissance.

Continuons notre examen : l'auteur que nous allons citer débute et conclut par ces mots : impuissance radicale ; et pourtant cela ne l'empêche pas de donner des conseils.

« *Le traitement est tout à fait nul, rien ne saurait* » *empêcher* le spasme dont la cause est toujours agis-» sante et incessamment renouvelée ; *tout ce qu'on a* » *proposé* à cet égard, et *tout ce qu'on a tenté* dans le » but soit de *prévenir*, soit de *calmer* les vomisse-» ments, a *constamment échoué* contre l'inévitable » influence de la mer. Le décubitus, loin de soula-» ger, ne fait qu'augmenter l'affaissement et l'état » de malaise général. D'ailleurs, les vomissements » ne reprennent qu'avec plus de force, sitôt qu'on » quitte la position horizontale. Aussi le *plus sage* » est-il, suivant l'expression des marins, de *s'ama-* » *riner de suite. La seule chose qui paraisse apporter* » *quelque soulagement, c'est de boire fréquemment,* » principalement des boissons acides, les seules » pour lesquelles on conserve quelque goût : l'effet » des boissons répétées, comme l'injection des ali-» ments, est de rendre les contractions convulsives » de l'estomac moins douloureuses, en fournissant » en quelque sorte un aliment au vomissement·

» *Ainsi se donner du mouvement, se distraire autant*
» *que cela peut se faire, se serrer le ventre, boire et*
» *manger, telles sont* à peu près les *seules recomman-*
» *dations* que l'on se borne à faire au *patient des-*
» *tiné à subir les conséquences du roulis (Dictionnaire*
» *des dictionnaires de médecine,* t. **VIII**, pag. 1054). »

Si l'on ne savait que ceci a été écrit par, ou du moins sous la direction d'un médecin dans un journal publié sous ses auspices, ne croirait-on pas à une sorte de plaisanterie? Quoi! conseiller sérieusement pour *toute médication, au patient destiné à subir les con- séquences du roulis, de boire, de manger, de se serrer le ventre, de faire beaucoup de mouvements, de se distraire, de s'amariner,* et autres moyens aussi efficaces ! ! !

C'est montrer beaucoup de légèreté, et conclure par l'impuissance, et cela est publié dans un ouvrage qui étale le titre ambitieux de *Dictionnaire des dic- tionnaires de médecine!* et on y proclame que *tous les moyens tentés* pour prévenir ou pour *calmer* les vomis- sements ont toujours échoué !

Il est pourtant des moyens efficaces contre le mal de mer; notre but est de les faire connaître, de les vulgariser. Nous guidant d'après les principes d'une

saine médecine, nous avons fait de nombreuses ex-
périences, et enfin nous sommes parvenu à trouver
le préservatif et le curatif d'une efficacité certaine.
Nous sommes convaincu du succès que nous as-
surent la logique, l'expérience et la conviction pour
obtenir la faveur du public chez qui l'absence de
toute idée préconçue et le bon sens compensent le
défaut de connaissances médicales, tant il vrai que
pour l'homme souffrant, la meilleure des médecines
est celle qui guérit le plus vite et le plus souvent.

TRAITEMENT

Les symptômes caractéristiques du mal de mer, ceux qui ne manquent jamais de se produire et ne varient guère que par le degré d'intensité, sont les *éblouissements*, le *malaise épigastrique*, les *nausées*, les *vomissements*, ou *envies de vomir* sans résultat, malgré les plus violents efforts, avec anxiété, accablement qui va quelquefois jusqu'à la prostration complète. Après avoir consulté avec la plus scrupuleuse attention l'action des médicaments expérimentés jusqu'à ce jour par des hommes d'un mérite incontestable, nous avons trouvé, à force de recherches, dans le *Cocculus*, le véritable spécifique, préservatif et curatif, du mal de mer. Nous en avons éprouvé les plus heureux effets sur nous-même ; beaucoup de nos confrères ont obtenu aussi les résultats les plus satisfaisants.

Maintes fois, depuis que nous employons ce traitement, nous avons eu l'occasion de le conseiller avec le plus grand succès à des centaines de voyageurs qui ne s'embarquaient qu'avec une extrême répugnance, dans l'appréhension des tortures que leur faisait éprouver le mal de mer. Nous pourrions citer de nombreuses preuves à l'appui de nos allégations ; les témoignages de beaucoup de nos confrères, qui sur nos vives instances l'ont administré et n'ont eu qu'à se louer de son emploi, ceux en grand nombre des personnes qui en ont éprouvé les merveilleux effets, ne nous manqueraient certes pas ; nous nous bornerons à certifier l'action spécifique de ce remède, et à le recommander à ceux qui veulent s'épargner les angoisses d'un mal dont rien n'a pu jusqu'ici ni les préserver ni les guérir.

EMPLOI

L'expérience nous a démontré la nécessité de prescrire deux flacons de ce spécifique, l'un préservatif et l'autre curatif; chacun de ces flacons contient des granules à une dose appropriée au résultat que nous voulons obtenir.

Préservatif.

Il faut prendre deux granules préservatifs au moins quelques heures avant l'embarquement; et si cela est possible, et nous le désirons, un et même deux jours avant; dans ce cas, il faut les prendre deux fois par jour, le matin et l'après-midi, toujours une heure avant de manger ou trois heures après, cette dernière condition est indispensable. Une fois à bord, il faut continuer à prendre le préservatif, même dose, toutes les deux, trois ou quatre heures, en un mot plus ou moins souvent, suivant le bien-être ou le malaise que le voyageur éprouvera. Si nos prescriptions sont exactement suivies, il est presque certain que le préservatif garantira du mal de mer, ou bien le voyageur n'éprouvera qu'une très-légère indisposition; dans ce cas, il suffira de garder la position horizontale, et de prendre le préservatif toutes les demi-heures, toutes les heures, pour assurer une prompte amélioration.

Observer les lois d'une sage hygiène, manger et boire discrètement jusqu'au retour de l'état normal, telles sont les dernières recommandations qui complètent le traitement préservatif qui est aussi facile que certain.

Curatif.

Les brillants résultats que nous avons obtenus nous autorisent à certifier que l'action curative de ce spécifique est aussi efficace et aussi énergique que l'action du préservatif, aussi nous le recommandons avec une confiance absolue aux personnes qui, soit par négligence, soit par empêchement, n'auront pu employer le préservatif, ou qui se trouveraient dans des conditions exceptionnelles de nature à les rendre victimes de ce mal si redouté.

Lorsque le mal de mer est arrivé à son plus haut degré d'intensité, alors que le patient est dans un état de complète démoralisation, avec angoisse précordiale, agitation continuelle, chute rapide des forces, une sueur froide et visqueuse, décomposition des traits, etc., etc., etc., dans ce cas, il faut employer immédiatement le *curatif, même dose,* toutes les dix, vingt, trente minutes, suivant les circonstances, c'est-à-dire, qu'il faut éloigner ou rapprocher les doses suivant le degré d'amélioration ou de violence du mal! Diète absolue, position horizontale jusqu'au retour de l'état normal, qui rarement tarde à se produire sous l'influence de ce remède. Ce résultat obtenu, il sera toujours prudent de continuer l'emploi du curatif de quatre en quatre heures, en ayant le soin d'observer, comme nous l'avons dit plus haut, les règles d'une sage hygiène.

En résumé, le moyen de guérison que nous présentons au public est d'un emploi aussi facile que certain. N'est-il pas d'un intérêt évident pour tous de s'en munir à la veille d'un voyage de mer plus ou moins étendu ?

Combien de souffrances et parfois de dangereuses souffrances, on peut ainsi prévenir! Nous ne doutons point du résultat, et ce sera toujours pour nous un sujet de profonde satisfaction, comme de juste orgueil, d'avoir popularisé un spécifique qui est destiné à rendre à tous de si grands services.

Dr SOLLIER.

Imprimerie L. Toinon et Cᵉ, à Saint-Germain.